I0695956

Pedro Sábato

GUÍA PRÁCTICA PARA LLEVAR UNA

DIETA
ANTIINFLAMATORIA

EL VÍNCULO ENTRE LA ALIMENTACIÓN Y LA INFLAMACIÓN: CÓMO LOS ALIMENTOS AFECTAN NUESTRO CUERPO

Galatea Ediciones

Guía práctica para llevar una dieta antiinflamatoria. El vínculo entre la alimentación y la inflamación: cómo los alimentos afectan nuestro cuerpo, por Pedro Sábato

© Pedro Sábato
© Galatea Ediciones, S.A. Ciudad de México, 2023
ISBN: 9798858876359
Depósito legal: 2306304718473

Índice

1

Introducción a la dieta antiinflamatoria

Un estilo de vida saludable se manifiesta no solo en el cuerpo físico, sino también en la energía necesaria para llevar a cabo las actividades diarias, en el buen humor, el entusiasmo y en un sueño profundo y restaurador. Sin embargo, aunque no tengamos ninguna enfermedad ni síntoma clínico, podríamos estar experimentando procesos inflamatorios ocultos que aparentemente parecen inofensivos, pero que en realidad afectan nuestra salud. Estos procesos, si no se atienden, pueden desencadenar trastornos graves como:

1. Enfermedades cardiovasculares: La inflamación crónica puede contribuir a la formación de placa en las arterias, lo que aumenta el riesgo de enfermedades cardíacas, como la arteriosclerosis, la enfermedad coronaria y los accidentes cerebrovasculares.

2. Diabetes tipo 2: La inflamación crónica puede interferir con la función normal de la insulina y contribuir al desarrollo de la resistencia a la insulina, lo que puede llevar a la diabetes tipo 2.

3. Enfermedades autoinmunes: La inflamación crónica puede desencadenar respuestas autoinmunes en el cuerpo, lo que puede llevar al desarrollo de enfermedades como la artritis reumatoide, el lupus y la enfermedad de Crohn.

4. Obesidad: La inflamación crónica puede interferir con la regulación del metabolismo y promover el almacenamiento de grasa en el cuerpo, lo que puede contribuir al desarrollo de la obesidad.

5. Enfermedades neurodegenerativas: Existe evidencia creciente de que la inflamación crónica puede desempeñar un papel en el

desarrollo de enfermedades neurodegenerativas, como el Alzheimer y el Parkinson.

6. Enfermedades respiratorias: La inflamación crónica puede contribuir al desarrollo de enfermedades respiratorias, como el asma y la enfermedad pulmonar obstructiva crónica (EPOC).

7. Trastornos digestivos: La inflamación crónica puede dañar el revestimiento del tracto digestivo, lo que puede contribuir al desarrollo de enfermedades inflamatorias intestinales, como la enfermedad de Crohn y la colitis ulcerosa.

Estos son solo algunos ejemplos de los trastornos que pueden estar relacionados con los procesos inflamatorios fantasma en el cuerpo. Cada vez más personas están interesadas en la dieta antiinflamatoria debido a su enfoque en combatir precisamente la inflamación corporal, la cual se ha relacionado con estos padecimientos. Al adoptar una alimentación rica en alimentos antiinflamatorios y reducir aquellos que promueven la inflamación, buscamos mejorar nuestra salud y prevenir enfermedades.

El concepto de la dieta antiinflamatoria se basa en investigaciones científicas que han demostrado la estrecha relación entre la alimentación y la inflamación en el cuerpo. Por esta razón, varios estudios y expertos en nutrición han contribuido a su desarrollo y difusión. Los resultados de estas investigaciones sobre los efectos de los alimentos en el sistema inmunológico y la inflamación han establecido una base sólida para recomendar un tipo de alimentación saludable y necesaria.

Como se detallará en el siguiente capítulo, la inflamación es una respuesta natural del sistema inmunológico ante daños o infecciones en el cuerpo. Sin embargo, cuando la inflamación se vuelve crónica y persiste durante períodos prolongados, puede tener consecuencias graves para la salud. La dieta antiinflamatoria se centra en reducir la inflamación crónica al equilibrar la ingesta de alimentos que la desencadenan.

La base de esta dieta se compone de alimentos frescos y no procesados, como frutas, verduras, granos integrales, legumbres, nueces y semillas, que son ricos en vitaminas, minerales, antioxidantes y fitonutrientes. Además, se desalienta el consumo de alimentos que promueven la inflamación, como alimentos procesados, azúcares refinados, grasas trans, carnes rojas y productos lácteos de origen animal.

Además de los alimentos específicos que se incluyen o se evitan en esta dieta, también se promueve la adopción de hábitos alimentarios saludables, como comer porciones adecuadas, mantener una buena hidratación, limitar el consumo de alcohol y evitar fumar.

La importancia de tener una dieta adecuada radica en mantener nuestra salud y prevenir enfermedades. Independientemente de otras alternativas que, si bien ayudan a mantener el equilibrio y son efectivas, como el ejercicio físico, la meditación, la relajación y la medicina holística, sus resultados positivos podrían no ser duraderos si se descuida el mantenimiento de un hábito alimenticio correcto. Existen varias razones por las cuales la alimentación es el factor fundamental para solucionar y prevenir problemas inflamatorios. Algunas de ellas son las siguientes:

- Proporciona al organismo los nutrientes necesarios para controlar y evitar la inflamación.
- Regula la cantidad y calidad de grasas que se consumen.
- Ayuda a eliminar alimentos mal tolerados, aditivos tóxicos y alimentos de difícil digestión.
- Evita la sobrealimentación.
- Estimula una alimentación biológica que libera al organismo de sustancias químicas irritantes, como hormonas, pesticidas y residuos antibióticos.

El sistema defensivo del organismo tiene una capacidad de respuesta limitada, basada en la energía vital. Por lo tanto, cuando se acumulan elementos irritantes como metales pesados, virus y sustancias tóxicas, llega un momento en el que el sistema se ve rebasado. A partir de ese momento, el organismo pierde su capacidad para restablecer el equilibrio, lo que da lugar a la aparición de enfermedades.

La dieta ayuda a eliminar muchos de estos factores irritantes, lo que permite al organismo tener una mayor capacidad para enfrentar otros desafíos difíciles de evitar, como la contaminación y el estrés psicológico. Además, el consumo de alimentos frescos, vivos y ricos en nutrientes proporciona la energía necesaria para aumentar la fuerza vital del organismo y mejorar su capacidad de respuesta.

Por estas razones, la dieta antiinflamatoria no solo previene y reduce la inflamación, sino que también brinda bienestar y energía más allá de la ausencia de síntomas. Mejora el tránsito intestinal, favorece la circulación sanguínea, ayuda en la eliminación de toxinas, es ligera y alcalinizante, estimula el sistema inmunológico y aumenta el rendimiento de órganos vitales como el hígado y los riñones. Estos resultados se logran manteniendo un equilibrio adecuado de los nutrientes principales que el organismo necesita, como carbohidratos, proteínas y grasas en un 55%, 15% y 30% respectivamente, según lo recomendado por expertos. Sin embargo, estos porcentajes pueden variar según otros factores, como el clima, la constitución física, el sexo y la actividad física y mental de cada persona. También es importante considerar la calidad de los nutrientes, el origen de las proteínas y el estado de las grasas, así como asegurarse de que la dieta sea rica en fibra vegetal y tenga el valor energético adecuado a las necesidades individuales para evitar el sobrepeso.

Si bien la dieta antiinflamatoria se ha asociado con beneficios para la salud, es importante tener en cuenta que no es una solución milagrosa. Puede suponer un desafío y los cambios positivos no ocurren de la noche a la mañana.

Aun así, cada persona es única y puede tener requerimientos dietéticos y condiciones de salud específicas, por lo que es aconsejable consultar a un profesional de la salud o un dietista para obtener orientación personalizada y asegurarse de satisfacer las necesidades nutricionales.

Beneficios de la dieta antiinflamatoria

De acuerdo con lo expresado, a continuación se detallan los principales beneficios de esta dieta que millones de personas en el mundo ya han adoptado:

- Menor inflamación del organismo, lo que reduce la distensión y el dolor abdominal en los trastornos digestivos inflamatorios, como la colitis ulcerosa, la enfermedad de Crohn o el síndrome del intestino irritable. También ayuda a aliviar la acidez y otros malestares estomacales, incluso después de consumir alimentos que normalmente irritan el sistema digestivo.

• Mejora considerable del proceso digestivo gracias al aumento del consumo de fibra.

• Mayor sensación de bienestar y vitalidad.

• Mayor sensación de saciedad, lo que ayuda a controlar el apetito.

• Mantenimiento estable de los niveles de glucosa en sangre.

• Prevención de la diabetes tipo 2, la hipertensión arterial y el colesterol alto.

• Reducción de los síntomas y la inflamación asociada a enfermedades autoinmunes, como la artritis reumatoide, el lupus y la esclerosis múltiple.

• Mejora del sistema inmunológico debido al alto consumo de antioxidantes y ácidos grasos omega-3.

• Control del peso mediante una dieta balanceada.

• Beneficios significativos en las enfermedades cardiovasculares, ya que la inflamación crónica es un factor clave en su desarrollo y progresión, incluyendo enfermedades como la enfermedad coronaria, la hipertensión arterial y los accidentes cerebrovasculares.

• Reducción del riesgo de desarrollar Alzheimer, ya que ciertos aspectos de la dieta pueden tener efectos positivos en la salud cerebral al incluir alimentos ricos en antioxidantes, grasas saludables y nutrientes esenciales.

• Contrarresta los efectos negativos del estrés en el cuerpo al centrarse en alimentos con propiedades antiinflamatorias, ya que el cortisol, hormona relacionada con el estrés, puede provocar inflamación en el sistema inmunológico.

Es importante tener en cuenta que cualquier dolencia, tanto física como mental, puede tener su origen en la inflamación. Por lo tanto, cambiar los hábitos alimenticios es una manera efectiva de prevenir problemas de salud a largo plazo. Aunque puede ser un desafío, vale la pena intentarlo.

2

Inflamación y salud

¿Qué es la inflamación?

La inflamación es una respuesta del sistema inmunológico del cuerpo ante una lesión, toxinas, infección o irritación. Constituye una parte normal y necesaria del proceso de curación y protección del organismo contra daños y enfermedades. Cuando ocurre, las células del sistema inmunológico liberan sustancias químicas, proteínas y anticuerpos para reparar y sanar los tejidos dañados, protegiendo al cuerpo de invasores externos como bacterias y virus.

Los síntomas comunes de la inflamación incluyen enrojecimiento, hinchazón, aumento de temperatura, disfunción en la zona afectada y dolor, que puede ser intenso debido al aumento del flujo sanguíneo hacia la zona inflamada. La inflamación, como respuesta fisiológica fundamental, es crucial para la supervivencia, ya que sin ella las infecciones serían mortales y las heridas no se curarían. Sin embargo, cuando este proceso inflamatorio no se resuelve y se extiende durante un tiempo prolongado u ocurre en partes del cuerpo donde no es necesario, puede convertirse en un problema de inflamación aguda o crónica.

La **inflamación aguda** se produce cuando se experimenta una infección o una lesión. Algunos ejemplos de esto incluyen lesiones deportivas, como un esguince de tobillo o una contusión, que generan inflamación aguda en la zona afectada, manifestada por enrojecimiento, hinchazón, calor y dolor. Las infecciones bacterianas, como una infección de garganta o del tracto urinario, también provocan una respuesta inflamatoria aguda en el área afectada. Otros casos de inflamación aguda incluyen apendicitis, quemaduras causadas por el calor, productos químicos o radiación, y picaduras de insectos como las de mosquitos o abejas, que generan inflamación en la piel.

En estos casos, la respuesta del organismo es a corto plazo y tiene efectos localizados. El proceso inflamatorio se produce específicamente en el lugar donde está la lesión, infección o toxicidad. El flujo sanguíneo aumenta y los glóbulos blancos se concentran para estimular la curación. El tejido dañado libera sustancias químicas, como la citocina, que activa hormonas, células inmunológicas y nutrientes para resolver la situación. La prostaglandina, otra sustancia liberada, crea coágulos sanguíneos para sanar el tejido dañado. A medida que el cuerpo responde de manera positiva, el proceso de inflamación aguda disminuye gradualmente.

La **inflamación crónica**, a diferencia de la aguda, aparece en cualquier parte del cuerpo y es de larga duración, pudiendo persistir durante semanas, meses o incluso años. También se conoce como inflamación persistente y de bajo grado, ya que produce una inflamación constante de bajo nivel en todo el cuerpo. Algunos ejemplos son los siguientes:

1. Artritis reumatoide: es una enfermedad autoinmune en la que el sistema inmunológico ataca incorrectamente las articulaciones, causando inflamación crónica. Los síntomas incluyen dolor articular, rigidez, hinchazón y deformidad de las articulaciones afectadas.

2. Enfermedad inflamatoria intestinal: esto incluye enfermedades como la enfermedad de Crohn y la colitis ulcerosa, que se caracterizan por la inflamación crónica del tracto gastrointestinal. Los síntomas incluyen dolor abdominal, diarrea crónica, pérdida de peso y fatiga.

3. Enfermedad pulmonar obstructiva crónica (EPOC): causa inflamación de los bronquios y dificultad para respirar. La EPOC generalmente se asocia con el tabaquismo y puede incluir síntomas como tos crónica, producción de esputo y falta de aliento.

4. Enfermedades cardiovasculares: la inflamación crónica juega un papel en el desarrollo de enfermedades cardiovasculares como la enfermedad cardíaca coronaria y la arteriosclerosis. La inflamación crónica daña las arterias y contribuye a la formación de placas ateroscleróticas.

5. Enfermedades autoinmunes sistémicas: condiciones como el lupus eritematoso sistémico, la esclerosis múltiple y la psoriasis implican una inflamación crónica que afecta diferentes partes del cuerpo. Estas enfermedades pueden presentar una amplia gama de síntomas, dependiendo de los órganos y tejidos afectados.

Este tipo de inflamación se mide mediante el aumento de los marcadores del sistema inmunológico en el tejido o en la sangre. Si persiste, el cuerpo permanece en un estado de alerta constante, lo que puede tener un impacto negativo.

Los niveles bajos de la inflamación crónica pueden surgir como respuesta a una amenaza interna aparente, incluso en ausencia de una lesión visible o alguna enfermedad. En algunos casos, el sistema inmunológico responde y los glóbulos blancos se concentran, pero no tienen un objetivo claro, lo que puede llevar a que ataquen a células y tejidos sanos, así como a órganos internos. Los científicos están trabajando para comprender las implicaciones de la inflamación crónica y los diferentes mecanismos involucrados. Sin embargo, lo que sí se sabe es que desempeña un papel fundamental en el desarrollo de numerosas enfermedades.

Síntomas

En un proceso de inflamación agudo, los síntomas inequívocos son dolor, enrojecimiento, hinchazón y calor. Sin embargo, también puede haber otros síntomas más sutiles y tardíos en manifestarse, tales como:

1. Sensación constante de fatiga.

2. Cansancio.

3. Dolor localizado en un área específica.

4. Dolor generalizado.

5. Dolores y molestias sin razón aparente.

6. Falta de apetito.

7. Digestiones difíciles.

8. Pérdida de peso.

9. Úlceras en la boca.

10. Erupciones en la piel.

11. Frecuentes visitas al baño.

De estos, seis específicamente indican una inflamación crónica que puede poner en peligro la salud:

1. Fatiga: Cuando hay inflamación prolongada, como en el caso de enfermedades autoinmunes o condiciones crónicas, puede haber una variedad de síntomas, entre ellos la fatiga. La fatiga relacionada con la inflamación crónica es debilitante y persistente, afecta la energía, el estado de ánimo, el equilibrio hormonal y neurotransmisor, y la capacidad para realizar actividades cotidianas. Puede originarse en la disminución de la activación de los ganglios basales, que es el centro de recompensas del cerebro, muy vulnerable a los compuestos inflamatorios que produce el organismo, o como respuesta al estrés crónico de la vida actual.

2. Dolor muscular y articular: Si la rigidez al levantarse y el dolor muscular son persistentes, puede ser un indicador de inflamación crónica, siendo la artritis reumatoide la más conocida.

3. Problemas gastrointestinales: Gases, distensión abdominal, diarrea y estreñimiento son síntomas de inflamación crónica en el aparato digestivo.

4. Aumento de peso: La obesidad puede ser causante de inflamación, ya que el exceso de calorías almacenadas en el tejido graso

desencadena la activación de las células inmunitarias. El sobrepeso es preocupante en cualquier parte del cuerpo, pero lo más alarmante es su localización alrededor del abdomen, conocida como acumulación de grasa visceral. Esto provoca la liberación de sustancias químicas, llamadas citocinas, por parte del sistema inmunitario, que aceleran la inflamación y aumentan el riesgo de enfermedades vasculares. Además, esta inflamación puede originar otros problemas como niveles altos de glucosa, colesterol alto y presión elevada.

5. Virus: La inflamación crónica desestabiliza el sistema inmunitario, atacando a las células del organismo, lo que puede resultar en enfermedades autoinmunitarias. También puede suceder que las células inmunitarias ya no respondan con efectividad a los gérmenes, como es el caso del virus de la gripe.

6. Erupciones cutáneas: Algunas enfermedades de la piel, como el eczema y la psoriasis, son síntomas de un sistema inmune hiperactivo, algo muy relacionado con las enfermedades inflamatorias.

Es importante estar atento a estos síntomas, ya que pueden indicar problemas de salud. Sin embargo, el tema no acaba ahí, la inflamación crónica puede perjudicar significativamente la calidad de vida de las personas e incluso acelerar el envejecimiento. Comienza a dañar células, tejidos y órganos sanos, así como los distintos sistemas del cuerpo. Con el tiempo, provoca deterioros en el ADN, muerte tisular y cicatrices internas. Investigaciones recientes revelan que las enfermedades inflamatorias crónicas son una de las principales causas de muerte, siendo el 50% de ellas atribuibles a enfermedades relacionadas con la inflamación, como la cardiopatía isquémica, el accidente cerebrovascular, el cáncer, la diabetes mellitus, la enfermedad renal crónica, la hepatopatía grasa no alcohólica, las afecciones autoinmunes y las neurodegenerativas.

Tanto la inflamación crónica como el sistema inmunológico están implicados en una amplia gama de trastornos físicos y mentales. Se sabe que sus consecuencias pueden persistir a lo largo de toda la vida, aumentando el riesgo de muerte, especialmente en la adultez. A medida que los niveles de inflamación aumentan, también lo hacen los riesgos de contraer o desarrollar enfermedades. Aunque la inflamación es una respuesta natural del organismo para combatir agentes que ponen en riesgo su bienestar y equilibrio, su prolongación puede desencadenar procesos que dañen a las células.

La inflamación crónica es una patología lenta y progresiva debido a un error del sistema inmunológico, que mantiene el cuerpo en un estado de alerta constante. Los glóbulos blancos actúan para absorber bacterias, virus, células dañadas y residuos de una infección o lesión. En casos graves, los neutrófilos aparecen y destruyen todo lo que encuentran a su paso, ya sea saludable o no.

Los efectos específicos de la inflamación incluyen conductas de ahorro de energía, conocidas como conductas de enfermedad, que pueden manifestarse como tristeza, anhedonia, disminución de la libido y de la ingesta de alimentos, alteraciones del sueño y abstención social-conductual, así como hipertensión arterial, resistencia a la insulina y dislipidemia.

Estrés

En la actualidad, los desafíos sociales y los estilos de vida poco saludables contribuyen al aumento de los procesos inflamatorios de leve intensidad, lo que ha incrementado la frecuencia de enfermedades como la obesidad, la diabetes, el cáncer, la aterosclerosis, las enfermedades cardiovasculares, las neurodegenerativas y las reumatológicas. Aunque en estas situaciones no se conoce exactamente la causa, se reconoce que la respuesta inflamatoria es responsable del daño a los tejidos.

¿Qué es el estrés exactamente? El estrés se puede definir como una respuesta del organismo frente a situaciones o pensamientos amenazantes, desafiantes o demandantes, como la ansiedad, la frustración o la furia. Es una reacción física y emocional que se produce cuando una persona está bajo presión, enfrenta cambios o situaciones difíciles causadas por diversos factores como problemas laborales, personales, eventos traumáticos o sobrecarga de responsabilidades, entre otros.

Durante el estrés, el cuerpo libera las hormonas cortisol y adrenalina, también conocida como epinefrina. Ambas desencadenan una serie de cambios fisiológicos que pueden incluir el aumento de la frecuencia cardíaca, la elevación de la presión arterial y los niveles de azúcar en la sangre, la tensión muscular, la respiración acelerada, el incremento de la sudoración y el enfoque de la atención en la situación estresante.

Si bien el estrés a corto plazo no es necesariamente negativo, ya que proporciona la energía y la dirección necesarias para enfrentar desafíos y desaparece cuando la tarea o el evento concluyen, el estrés crónico o excesivo puede tener efectos perjudiciales en la salud física y mental.

Este segundo tipo de estrés, crónico o excesivo, que ocurre repetidamente o a largo plazo, daña la salud porque la barrera hematoencefálica que protege el cerebro se vuelve permeable y las proteínas inflamatorias circulantes pueden ingresar a este órgano. El estrés es uno de los principales factores que afectan la respuesta inflamatoria del organismo, ya sea fisiológica, metabólica o ambas, provocando cambios en el funcionamiento normal de los diferentes sistemas involucrados en el proceso inflamatorio. Esto se debe a su influencia en tres de los principales sistemas que el ser humano utiliza para controlar todas las funciones corporales: el sistema endocrino o hormonal, el sistema inmunitario o de defensa y el sistema nervioso. Estos tres sistemas pueden ser afectados crónicamente en el caso de estrés excesivo o a largo plazo al desequilibrar al organismo, pudiendo dar lugar a una serie de enfermedades, entre estas, las dermatológicas.

El sistema endocrino responde al estrés liberando las hormonas del estrés, cortisol, adrenalina y noradrenalina, las cuales al circular en exceso por la sangre producen desequilibrios alterando la correcta respuesta inflamatoria. Las células del sistema inmunitario, implicado directamente en los procesos inflamatorios, modifican su funcionamiento, se vuelven más sensibles y pierden cierto control de los procesos. Las hormonas del estrés causan estos desajustes debido a que las células del sistema inmune tienen receptores para estas hormonas.

Cuando el cerebro detecta una situación de este tipo, se sirve del sistema nervioso periférico, encargado de captar y elaborar una respuesta frente al estrés, y del sistema endocrino para enviar señales bioquímicas al cuerpo. Estas se convertirán en modificaciones fisiológicas y metabólicas a fin de adaptarse al estrés. Si este es crónico o muy intenso, estos mecanismos de adaptación son superados, por lo que el estrés desencadena enfermedades de diferente naturaleza.

El estrés prolongado tiene la capacidad de alterar los compuestos químicos presentes en el cerebro que influyen en la capacidad cognitiva y el equilibrio emocional, entre ellos la serotonina. Este neurotransmisor desempeña un papel fundamental en la regulación del estado de ánimo y en el logro dc una vida plena y saludable. De hecho, los medicamentos conocidos como inhibidores selectivos de la recaptación de serotonina (ISRS) se utilizan para restablecer la actividad funcional de este neurotransmisor en el cerebro de las personas que padecen depresión. En resumen, el estrés crónico puede provocar cambios en los químicos cerebrales que afectan la cognición y el estado de ánimo, y la serotonina juega un papel crucial en este proceso. Los ISRS tienen como objetivo restablecer su función normal para mejorar el bienestar mental.

Las hormonas relacionadas con el estrés, como el cortisol, desempeñan un papel importante en la regulación del sueño. Por lo tanto, niveles elevados de cortisol pueden afectar negativamente la calidad del mismo. Abordar y restablecer los patrones de sueño y los ritmos circadianos puede ser una estrategia de tratamiento eficaz para contrarrestar los efectos inflamatorios causados por el estrés. Al mejorar la calidad del sueño y restablecer los ritmos naturales del cuerpo, se puede mitigar la interferencia del estrés en el sueño y reducir los procesos inflamatorios asociados.

Es importante reconocer los signos y síntomas del estrés, así como desarrollar estrategias para su manejo adecuado, como la práctica de técnicas de relajación, el ejercicio regular, la búsqueda de apoyo social, el establecimiento de límites y prioridades, hasta una dieta equilibrada. La gestión adecuada del estrés es fundamental para mantener armonía y bienestar en el diario vivir.

Exceso de peso

Más allá de los mandatos impuestos por las industrias de la moda, que pueden generar sentimientos negativos si se tiene un sobrepeso, es importante reconocer que la obesidad es un problema grave a nivel mundial y podría considerarse una pandemia. La obesidad representa una preocupación significativa para la salud a nivel global, e incluso se estima que en los próximos años la mayoría de la población sufrirá de sobrepeso u obesidad.

Es fundamental diferenciar entre la obesidad y simplemente tener unos kilos de más. La Organización Mundial de la Salud (OMS) define la obesidad como "una acumulación anormal o excesiva de grasa que puede ser perjudicial para la salud". De acuerdo con esta definición, se considera que una persona tiene sobrepeso si su índice de masa corporal (IMC) es superior a 25, mientras que si el IMC supera los 30, se clasifica como obesidad.

El índice de masa corporal (IMC) es una medida utilizada para evaluar la relación entre el peso y la estatura de una persona, y proporciona una estimación general del grado de obesidad o delgadez. Se calcula dividiendo el peso de una persona en kilogramos por el cuadrado de su altura en metros (kg/m^2).

La fórmula para calcular el IMC es la siguiente:

$$IMC = peso\ (kg)\ /\ altura^2\ (m^2)$$

Una vez obtenido el valor del IMC, se puede interpretar de la siguiente manera:

- IMC por debajo de 18.5: bajo peso o delgadez.
- IMC entre 18.5 y 24.9: peso normal o saludable.
- IMC entre 25 y 29.9: sobrepeso.
- IMC igual o superior a 30: obesidad.

El IMC es una herramienta útil para evaluar la salud general, pero no debe considerarse como el único factor determinante. Siempre es recomendable consultar a un profesional de la salud para obtener una evaluación completa y personalizada de la condición física.

Por lo tanto, es crucial comprender que la obesidad va más allá de la estética o los estándares de belleza, ya que representa un problema de salud pública a nivel mundial. La definición de obesidad se basa en la acumulación excesiva de grasa y la OMS establece umbrales específicos para determinar si una persona tiene sobrepeso u obesidad.

En los últimos años, se ha observado que las personas con obesidad experimentan un estado crónico de inflamación de bajo nivel debido al aumento en la cantidad de tejido adiposo en el cuerpo. Este aumento en el tejido adiposo conlleva a una mayor producción de mediadores proinflamatorios, los cuales pueden ser estimulados tanto por factores externos (exógenos) como internos (endógenos). El tejido adiposo está compuesto por diferentes células, como fibroblastos, preadipocitos, adipocitos y macrófagos. Estos últimos juegan un papel importante en desencadenar la respuesta inflamatoria sistémica al producir los mediadores proinflamatorios mencionados anteriormente.

Es evidente que existe una estrecha y bien coordinada asociación entre las vías inflamatorias y metabólicas. El estudio de esta relación puede llevar al descubrimiento de adipocinas, que son moléculas sintetizadas por los adipocitos, y abrir nuevas posibilidades en cuanto a blancos terapéuticos relacionados con la inmunidad y el metabolismo. Esto genera expectativas de encontrar formas de frenar la progresión de los procesos inflamatorios.

La obesidad no es solo un problema de peso. Es, sobre todo, una enfermedad inflamatoria crónica. Los kilos de más provocan un aumento de las células grasas que, a su vez, generan una inflamación crónica del tejido adiposo que con el tiempo acaba desencadenando síndrome metabólico (hipertensión, triglicéridos y colesterol alto), diabetes y riesgo cardiovascular.

Este es el verdadero peligro que va más allá de una simple preocupación estética. Se habla de una amenaza real conocida como lipoinflamación, la cual es la causa interna de la cronicidad de la obesidad.

La respuesta inflamatoria también puede afectar el metabolismo, alterando algunas vías importantes como la vía de señalización de la insulina. La combinación de una respuesta inmunológica adecuada junto con un equilibrio metabólico es beneficiosa para mantener una buena salud, ya que favorece procesos como la cicatrización de heridas.

Sin embargo, esta combinación puede volverse perjudicial e incluso llegar a ser letal en condiciones de alteración metabólica, como en el caso de la obesidad. Existen evidencias médicas que señalan la estrecha relación entre el metabolismo y la inmunidad. Mantener un peso saludable promueve un equilibrio inmunológico, mientras que la desnutrición favorece la inmunosupresión, y la obesidad puede generar una inflamación crónica.

Otro motivo para tener especial cuidado con el estrés es que, durante su prolongación, los niveles de cortisol en la sangre se mantienen elevados, lo cual prevalece sobre los efectos de la adrenalina. Esto puede provocar un aumento del apetito, lo que lleva a consumir más alimentos y a acumular grasa en el abdomen. No obstante, el estrés no solo tiene el potencial de contribuir al aumento de peso, sino que también puede favorecer la distensión abdominal, haciendo que el vientre se vea aún más prominente.

¿Cómo funciona esto? Cuando se experimenta estrés debido a alguna situación o cuando el cerebro percibe una amenaza, se activa una respuesta del organismo. Esta respuesta surge a través de hormonas y neurotransmisores que envían señales a las glándulas suprarrenales para que liberen cortisol y catecolaminas. Estas sustancias trabajan juntas para elevar los niveles de glucosa en la sangre, acelerar el ritmo cardíaco y aumentar la frecuencia respiratoria.

Si el estrés persiste, el cortisol sigue presente en la sangre y el cerebro emite una nueva orden: la liberación de un neuropéptido, una molécula similar a las proteínas. Aunque no se comprenden completamente los mecanismos involucrados, el cortisol, en combinación con este neuropéptido, moviliza las reservas de grasa del cuerpo y las redirige hacia la zona abdominal como una especie de reserva especial.

Además, se ha comprobado que cuando el neuropéptido se activa es más difícil experimentar saciedad después de comer, lo que lleva a sentir la necesidad de comer más. Asimismo, es posible sentir un mayor antojo por alimentos ricos en carbohidratos. Por otro lado, la acumulación de grasa en el área abdominal conlleva una mayor resistencia a la insulina, lo que aumenta el riesgo de desarrollar diabetes tipo 2, hipertensión arterial, niveles elevados de colesterol y, en consecuencia, enfermedades cardiovasculares.

En síntesis, la inflamación es un enemigo muy peligroso para la salud, por lo tanto, debe prevenirse mediante actividades sencillas, naturales y fáciles que deberían formar parte de los hábitos cotidianos. Por ejemplo, se recomienda realizar actividad física moderada y adecuada para cada persona, reducir los niveles de estrés a través de prácticas como el yoga, la meditación y las caminatas en la naturaleza, así como practicar técnicas de respiración. Dormir bien también desempeña un papel fundamental en la protección contra la inflamación, gracias a la melatonina, una hormona que se produce durante el sueño en condiciones de oscuridad y que regula los procesos inflamatorios y de oxidación en el cuerpo. Para no interferir con su producción, se recomienda evitar el uso de dispositivos electrónicos antes de dormir, la exposición a la luz durante la noche y la cercanía a fuentes de microondas como teléfonos móviles, dispositivos inalámbricos y redes Wifi.

Por último, pero no menos importante, la dieta juega un papel fundamental en la prevención de la inflamación. La dieta antiinflamatoria, que será abordada en el siguiente capítulo y ha sido sugerida por muchas razones ya expuestas, es fundamental para mantenernos saludables y prevenir la inflamación.

3

La inflamación y su relación con los nutrientes

Es un hecho demostrado que la inflamación juega un papel crucial en el desarrollo de numerosas enfermedades crónicas, y la alimentación es una de las herramientas más poderosas para combatirla. Una alimentación saludable permite mantener un organismo sano y protegido. Una alimentación adecuada implica consumir los nutrientes importantes y la energía necesaria para mantenerse en óptimas condiciones.

Los nutrientes esenciales incluyen: proteínas, lípidos (grasas), hidratos de carbono, vitaminas, minerales y agua. Una alimentación equilibrada es aquella que es variada, es decir, que incluye cereales, tubérculos, legumbres, verduras, frutas, lácteos, carne, huevos, grasas y azúcares.

Las proteínas desempeñan un papel fundamental en la construcción de las células que componen los tejidos del cuerpo, además de tener funciones vitales en el organismo. También forman parte del sistema de defensa como anticuerpos y regulan procesos metabólicos como hormonas o enzimas.

El término "proteínas de alta calidad" se utiliza cada vez más en el campo de la nutrición y está ganando importancia en la sociedad en general. Pero, ¿qué significa realmente y qué implicaciones tiene en la alimentación?

Las proteínas de alta calidad, también conocidas como proteínas de alto valor biológico, son aquellas que contienen aminoácidos esenciales. Estos son aquellos que el cuerpo humano no puede producir por sí mismo y que necesita obtener directamente de los alimentos. De los veinte tipos de aminoácidos existentes, diez son considerados esenciales, y solo se pueden obtener a través de la dieta. Algunos de estos aminoácidos esenciales incluyen la leucina, isoleucina, metionina, lisina, fenilalanina, triptófano y treonina.

Para comprender esto, es importante tener en cuenta que lo que se come y lo que el cuerpo puede asimilar son dos cosas diferentes. Esto se aplica a la mayoría de los nutrientes, incluyendo vitaminas y minerales, pero es especialmente relevante cuando se trata de proteínas. El huevo, por ejemplo, se considera una buena fuente de proteínas, no solo porque contiene todos los aminoácidos esenciales, sino también porque estos están disponibles en una proporción que permite una fácil asimilación por parte del cuerpo. Los productos lácteos, la carne y el pescado también contienen proteínas de alto valor biológico. Sin embargo, con algunas excepciones como la quinoa y la soja, la mayoría de las fuentes de proteína vegetal carecen de uno o más aminoácidos esenciales.

Ahora bien, esto no implica que no se puedan obtener proteínas de calidad a partir de fuentes vegetales. Sí es posible y, de hecho, es muy sencillo combinar diferentes alimentos vegetales para maximizar la utilización de sus aminoácidos. Una de las fórmulas más comunes es combinar un cereal con alguna legumbre o frutos secos. De esta manera, se obtienen proteínas de gran calidad y mucho más ligeras que las que se obtienen de otras fuentes, como las de origen animal.

Las grasas también desempeñan un papel fundamental en este tipo de dieta. Los expertos en nutrición enfatizan constantemente la importancia de distinguir entre las grasas "saludables" y las grasas "perjudiciales", así como la necesidad de controlar la proporción de este nutriente, que es una fuente importante de energía, en la ingesta total de calorías. Estas recomendaciones son muy prácticas para prevenir trastornos cardiovasculares y son la base de la mayoría de los programas de pérdida de peso. Además, pueden ayudar a diseñar comidas que promuevan la reducción de la inflamación.

Es importante destacar que las grasas desempeñan un papel esencial en la dieta, ya que cumplen diversas funciones. Actúan como transportadoras de vitaminas liposolubles (A, D, E y K), participan en la síntesis de vitaminas, hormonas y ácidos biliares, y lo que resulta especialmente interesante es su capacidad para regular la síntesis de prostaglandinas. Aunque la obesidad se relaciona con la presencia de sustancias proinflamatorias en el cuerpo, no todas las grasas son perjudiciales, y es importante incluir las grasas saludables en la alimentación para obtener todos sus beneficios.

Las grasas están constituidas por ácidos grasos que, según el tipo de enlace, se clasifican en saturados, monoinsaturados o poliinsaturados. Si bien todos los alimentos contienen grasas en distintos grados de saturación, las grasas saturadas son más frecuentes en el reino animal y sus derivados, como carnes grasas, lácteos enteros, mantequilla, queso y alimentos procesados que contienen grasas animales. Por otro lado, las grasas no saturadas son abundantes en el reino vegetal, como el aceite de oliva, de girasol o de aguacate, los frutos secos y también en el pescado, como el salmón, el atún y las sardinas.

El organismo humano tiene la capacidad de sintetizar todos los tipos de ácidos grasos que necesita a partir de otros nutrientes, excepto los ácidos grasos de la serie omega 6 y omega 3, considerados esenciales. Los ácidos grasos omega 6 se encuentran principalmente en los frutos secos, algunas semillas y legumbres, mientras que los famosos omega 3, que a menudo se consumen en forma de complementos alimenticios, son abundantes en el pescado azul, las semillas de lino y las nueces.

A partir de los ácidos grasos esenciales, las células del cuerpo sintetizan las prostaglandinas, que son moléculas lipídicas cruciales en el organismo, ya que actúan como mediadores químicos en la regulación de la inflamación, la respuesta inmune, la contracción y relajación muscular, la coagulación sanguínea, la regulación de la presión arterial y la función hormonal, entre otros procesos.

Existen tres tipos de prostaglandinas: PGE1 y PGE2, derivadas de los omega 6, y PGE3, derivada de los omega 3. La diferencia radica en que las PGE2 son inflamatorias y tienen un efecto vasodilatador, mientras que las PGE1 y PGE3 son principalmente antiinflamatorias. Los expertos coinciden en que el consumo de grasas saturadas o grasas trans (como margarinas y bollería industrial) y el exceso de ácidos grasos omega 6 tienden a estimular la producción de prostaglandinas del tipo PGE2, las cuales tienen efectos inflamatorios. Sin embargo, cuando se incluyen en la dieta alimentos como algas, semillas de lino, avellanas, pipas de calabaza, brócoli o pescado azul, el cuerpo produce prostaglandinas del tipo PGE3 a partir de los ácidos grasos presentes en estos alimentos, lo cual ayuda a controlar la inflamación. Es importante mencionar que algunos factores como el consumo de azúcar refinado, el estrés o la deficiencia de vitaminas C, B3 o zinc pueden dificultar la producción de estas sustancias antiinflamatorias.

A pesar de los numerosos beneficios de las grasas insaturadas, es importante tener en cuenta un aspecto relevante: su susceptibilidad a la oxidación. Estas grasas tienen una mayor probabilidad de deteriorarse fácilmente. Por lo tanto, si un aceite presenta un olor desagradable, ha superado su fecha de caducidad o está rancio, puede resultar tan perjudicial para el organismo como el consumo de grasas hidrogenadas.

Los aceites obtenidos mediante presión en frío (aceite de oliva, de aguacate, de cáñamo, etc.) se consideran de la mejor calidad debido a su mayor contenido de ácidos grasos y antioxidantes. Sin embargo, es importante tener en cuenta que estos aceites son sensibles a altas temperaturas y pueden degradarse fácilmente. Para aprovechar al máximo sus propiedades antiinflamatorias, se recomienda utilizarlos en su estado crudo, como condimento para ensaladas, y evitar en la medida de lo posible su uso en frituras, ya que además aumentan significativamente la ingesta calórica.

Hidratos de carbono. Los carbohidratos, también conocidos como glúcidos o azúcares, son compuestos orgánicos presentes en los alimentos y constituyen una de las principales fuentes de energía para el cuerpo humano. Están compuestos por carbono, hidrógeno y oxígeno en proporciones específicas.

Los carbohidratos se clasifican en diferentes categorías según su estructura química. Los principales tipos de carbohidratos incluyen:

1. Monosacáridos. Son los carbohidratos más simples y se componen de una sola molécula de azúcar. Ejemplos de monosacáridos son la glucosa, fructosa y galactosa.

2. Disacáridos. Son la combinación de dos moléculas de monosacáridos. Algunos ejemplos de disacáridos son la sacarosa (glucosa + fructosa), la lactosa (glucosa + galactosa) y la maltosa (glucosa + glucosa).

3. Polisacáridos: Son cadenas largas de moléculas de monosacáridos unidas entre sí. Los polisacáridos incluyen el almidón, la celulosa y el glucógeno, que son formas de almacenamiento de carbohidratos en los organismos.

Estos desempeñan funciones vitales en el cuerpo; además de proporcionar energía, son importantes para el funcionamiento del cerebro, el sistema nervioso y los músculos. También pueden desempeñar un papel en la estructura de las células y en el almacenamiento de energía a largo plazo.

Ahora bien, no todos los carbohidratos son iguales en términos de calidad nutricional. Los carbohidratos complejos, como los que se encuentran en granos integrales, legumbres y vegetales, tienden a ser más beneficiosos para la salud que los carbohidratos simples presentes en azúcares y alimentos procesados.

A su vez, hay dos tipos de carbohidratos:

1. Los carbohidratos asimilables, también conocidos como carbohidratos digeribles o disponibles, son aquellos que pueden ser descompuestos y absorbidos por el organismo para obtener energía. Estos carbohidratos se digieren en el sistema digestivo y se convierten en glucosa, que es utilizada como fuente de energía por las células. Tienen estructuras relativamente complejas que influyen en la velocidad en la que liberan su energía en la sangre. Es sustancial controlar esto, ya que son de gran ayuda para evitar la inflamación.

2. Los carbohidratos no asimilables, llamados carbohidratos no digeribles o no disponibles, a diferencia de los primeros, no pueden ser descompuestos ni absorbidos por el organismo. Estos carbohidratos pasan a través del sistema digestivo sin ser digeridos y, por lo tanto, no aportan energía directamente. Se dividen en dos categorías principales: fibras dietéticas, que se encuentran en alimentos vegetales como frutas, verduras, legumbres y cereales integrales, y alcoholes de azúcar, como el xilitol, sorbitol y eritritol.

Aunque los carbohidratos no asimilables no proporcionen energía directamente, desempeñan un papel importante en la dieta y pueden tener beneficios para la salud. La fibra dietética, en particular, es esencial para mantener un sistema digestivo saludable y se recomienda su consumo diario.

Son muy comunes en la dieta convencional los carbohidratos simples, responsables del sabor dulce de los alimentos. Son atractivos y tentadores, hasta el punto de generar cierta dependencia psicológica si se abusa de su consumo. Se encuentran en la miel y en las frutas, pero también en productos menos saludables como el azúcar refinado. Por otro lado, los carbohidratos complejos, presentes en el almidón de las verduras, cereales y legumbres, son fuentes ricas de nutrientes y generalmente se consideran más saludables que los simples, ya que liberan su energía de manera gradual y constante.

El problema del azúcar simple es que descompensa el nivel de glucosa en la sangre, lo que provoca una descarga importante de insulina por parte del páncreas para captar y almacenar la energía. Después de ese aumento de energía, la acción de la insulina hace que los niveles disminuyan por debajo de lo normal, lo que puede provocar fatiga, dolores de cabeza y pérdida de concentración y memoria.

Para contrarrestar esta situación, es común recurrir a una taza de café o a un producto comercial muy dulce, lo que inicia un círculo vicioso y hace que la persona dependa de estos azúcares simples.

Según algunas investigaciones, el consumo de alimentos que causan un aumento significativo en los niveles de insulina, como el azúcar refinado, incrementa la concentración de una sustancia llamada proteína C-reactiva (PCR) en la sangre. Esta proteína es sintetizada por el hígado y se considera uno de los marcadores más relevantes para identificar la presencia de inflamación en el organismo.

Otro punto a tener en cuenta es que los alimentos con altos niveles de azúcares simples suelen tener un índice glucémico elevado. Sin embargo, si contienen fibra vegetal, su índice glucémico puede disminuir significativamente, ya que la fibra ralentiza la absorción de glucosa en el cuerpo. Por lo tanto, alimentos ricos en azúcares de rápida absorción, como las frutas, pueden ser igualmente recomendables que aquellos alimentos con carbohidratos más complejos. Por otro lado, los alimentos refinados, procesados o sometidos a manipulación mecánica suelen tener un índice glucémico más alto, lo que los convierte en opciones menos saludables dentro de una dieta equilibrada.

A continuación, te presento algunas sugerencias para reducir el índice glucémico:

- Opta por alimentos ricos en carbohidratos complejos, como granos enteros (avena, arroz integral, quinoa), legumbres (lentejas, garbanzos, frijoles) y vegetales de hoja verde.
- Agrega proteínas magras y grasas saludables a tus comidas.
- Aumenta el consumo de fibra vegetal en tu dieta.
- Cocina al dente las pastas, el arroz y las verduras para

mantener un índice glucémico más bajo.

- Incluye una buena proporción de alimentos crudos en tu alimentación.
- Evita los refrescos azucarados.
- Limita el consumo de alimentos procesados y azúcares añadidos.

En cuanto a las vitaminas y minerales, son fundamentales para el metabolismo de los macronutrientes en el cuerpo. Las vitaminas son compuestos orgánicos esenciales para el correcto funcionamiento y mantenimiento de la salud. Los minerales, por su parte, son sustancias inorgánicas necesarias para diversas funciones vitales.

Algunos nutrientes específicos a destacar son:

1. Vitaminas del complejo B: Ayudan al cuerpo a obtener energía de los carbohidratos, grasas y proteínas. También participan en la formación de glóbulos rojos y transporte de oxígeno.

2. Vitamina D: Además de su papel en la salud ósea, contribuye a la absorción y utilización de aminoácidos, componentes básicos de las proteínas.

3. Magnesio y calcio: Estos minerales son necesarios para enzimas implicadas en la metabolización de carbohidratos, grasas y proteínas.

4. Hierro: Esencial para el transporte de oxígeno en la sangre y la producción de energía en las células, incluyendo la metabolización de carbohidratos, grasas y proteínas.

Las vitaminas se clasifican en liposolubles (A, D, E y K) e hidrosolubles (complejo B y vitamina C). Las liposolubles se disuelven en grasa, mientras que las hidrosolubles se disuelven en agua.

Como ya se mencionó, la inflamación es una respuesta defensiva ante diversos factores amenazantes, tanto internos como externos, como sustancias tóxicas y metales pesados. Sin embargo, uno de los principales agentes que desencadenan esta respuesta son los radicales libres. Los radicales libres, moléculas inestables, se forman naturalmente en el cuerpo durante procesos como la respiración celular para combatir bacterias y virus. También pueden introducirse por factores externos como el humo del tabaco, la radiación, la contaminación del aire y una dieta rica en grasas y azúcares.

Los alimentos que son ricos en vitaminas C, E y A poseen un gran poder antioxidante y propiedades antiinflamatorias, fundamentales para la salud, y se encuentran en una amplia variedad de vegetales. Por ejemplo, la vitamina C se encuentra en cítricos, pimientos rojos y verdes, kiwis, fresas, guayabas y vegetales de hoja verde como el kale y las espinacas. La vitamina E está presente en frutos secos, semillas (almendras y semillas de girasol), espinacas, acelga y aceites vegetales (girasol y germen de trigo). La vitamina A, esencial para la salud ocular, el sistema inmunológico y la reproducción, se encuentra en dos formas principales: preformada (retinol), en alimentos de origen animal, y como provitamina A (betacaroteno), en alimentos de origen vegetal. Algunas fuentes vegetales ricas en vitamina A son zanahorias, batatas o camotes, calabazas, espinacas, col rizada (kale), mangos, melones y pimientos rojos.

Además de las vitaminas mencionadas, las vitaminas del complejo B, en particular la vitamina B6 o piridoxina, han demostrado tener propiedades antiinflamatorias y se encuentran en una variedad de alimentos como pollo, pavo, cerdo, salmón, atún, plátano, aguacate, papas, garbanzos, lentejas, pistachos, trigo, arroz, entre otros. Las vitaminas B pueden ayudar a reducir los niveles de homocisteína, un aminoácido asociado con la inflamación crónica cuando se encuentra elevado en la sangre.

La vitamina D regula el sistema inmunológico y previene la inflamación. Algunas investigaciones sugieren que las personas con niveles bajos de vitamina D pueden ser más susceptibles a este tipo de enfermedades. Conocida como la "vitamina del Sol" porque la piel la produce en respuesta a la luz solar, se puede obtener de ciertos alimentos como pescados grasos (salmón, atún, caballa), aceite de hígado de bacalao, yema de huevo y suplementos.

Es importante cuidar nuestra alimentación y asegurarnos de incluir estos nutrientes esenciales para mantener un equilibrio en nuestro organismo y reducir el riesgo de inflamación crónica.

En cuanto a los minerales, varios desempeñan un papel importante en los procesos antiinflamatorios. Algunos de ellos son:

• Zinc: este mineral es esencial para el sistema inmunológico y tiene propiedades antiinflamatorias. También es importante para la curación de heridas y la síntesis de proteínas.

• Selenio: el selenio es un mineral traza, es decir, que el cuerpo humano lo necesita en cantidades muy pequeñas. Tiene potentes propiedades antioxidantes y puede ayudar a reducir la inflamación al combatir el daño de los radicales libres.

• Magnesio: es fundamental para muchos procesos en el cuerpo y algunas investigaciones sugieren que puede tener propiedades antiinflamatorias.

• Cobre: necesario en pequeñas cantidades, contribuye a reducir la inflamación.

Los flavonoides son un tipo de compuestos bioactivos que se encuentran en una variedad de frutas, vegetales, granos, cortezas, raíces, tallos, flores, té y vino. Tienen una variedad de propiedades que pueden beneficiar la salud, incluyendo antioxidantes y antiinflamatorias. Constituyen un genuino escudo frente la acción de los radicales libres y previenen enfermedades como el cáncer o los trastornos degenerativos del sistema nervioso. Es significativo incluir en la dieta alimentos ricos en estos compuestos o tomarlos en forma de complementos porque el organismo no puede sintetizarlos.

El agua es un componente esencial de la dieta humana y cumple numerosas funciones, desde la regulación de la temperatura corporal hasta el transporte de nutrientes a las células. Mantener una hidratación adecuada es crucial para que todos estos procesos funcionen de manera óptima. Además, el agua puede jugar un papel en la prevención de procesos inflamatorios de varias formas:

1. Desintoxicación: el agua ayuda a los riñones a eliminar las toxinas del cuerpo, lo que contribuye a reducir la carga inflamatoria del organismo.

2. Digestión: es esencial para una digestión adecuada y la absorción de nutrientes. Un sistema digestivo saludable previene la inflamación del tracto gastrointestinal.

3. Circulación: el vital líquido es crucial para mantener la sangre fluida y para transportar oxígeno y nutrientes a todas las partes del cuerpo. Un flujo sanguíneo saludable puede ayudar a prevenir la inflamación al asegurar que todas las células reciban los nutrientes que necesitan para funcionar correctamente.

4. Articulaciones y tejidos musculares: favorece a mantener la lubricación de las articulaciones y la hidratación de los tejidos musculares, previniendo así la inflamación y el dolor asociados con condiciones como la artritis.

Además, el agua puede ayudar a mantener un peso saludable, ya que a menudo se consume en lugar de bebidas azucaradas que pueden contribuir al aumento de peso y a la inflamación.

4

Alimentos antiinflamatorios

Los alimentos que se ingieren diariamente no solo proporcionan la energía necesaria para realizar las actividades cotidianas, sino que también pueden influir en la salud de diversas maneras. Una de estas es la inflamación, que es la respuesta natural del cuerpo a las lesiones y las infecciones, pero cuando se vuelve crónica, puede conducir a diversas enfermedades como la diabetes, la artritis y las enfermedades del corazón. Afortunadamente, existen varios alimentos que contienen nutrientes con propiedades antiinflamatorias. Incluirlos en la dieta puede prevenir y controlar la inflamación, además de mejorar la salud en general. A continuación, se presenta una lista de alimentos con propiedades antiinflamatorias que se recomienda incorporar en la ingesta habitual.

Frutas

Aguacate: Abundante en potasio, magnesio y fibra, es un superalimento rico en antioxidantes y con propiedades antiinflamatorias. También es una gran fuente de grasas insaturadas saludables.

Arándano: Rico en antioxidantes, fitoflavinoides, potasio y vitamina C. Estas pequeñas frutas funcionan como antiinflamatorios para reducir el riesgo de enfermedades cardíacas, cáncer y el deterioro mental.

Mora azul: Contiene un antioxidante específico llamado quercetina, que es un antiinflamatorio poderoso. También mejora la memoria y la destreza motriz. Las fresas, frambuesas y moras también contienen antocianinas con efectos antiinflamatorios.

Piña: Posee propiedades salutíferas y antiinflamatorias. Su contenido de fibra contribuye al buen funcionamiento intestinal. Es rica en vitamina C y contiene bromelina, una enzima con propiedades antiinflamatorias que se recomienda para aliviar dolores asociados con la artritis, reducir la inflamación postquirúrgica y prevenir la acumulación de líquidos en el cuerpo.

Uva: esta deliciosa fruta está llena de antioxidantes, incluyendo flavonoides como el resveratrol, que protegen las células del cuerpo contra los daños causados por los radicales libres y la inflamación. Específicamente, el resveratrol ha demostrado tener propiedades antiinflamatorias. Las uvas rojas son conocidas por sus beneficios para la salud del corazón, ya que protegen los vasos sanguíneos, lo cual puede reducir el riesgo de enfermedades cardiacas. Además, son bajas en calorías y ricas en varias vitaminas y minerales, como la vitamina K, la vitamina C y el manganeso. También contienen fibra, lo cual ayuda a mantener la salud digestiva y controlar el peso.

Estos alimentos, al incorporarlos en tu dieta, pueden ayudar a reducir la inflamación y promover una mejor salud en general. Recuerda siempre consultar a un profesional de la salud antes de hacer cambios significativos en tu alimentación.

Semillas y frutos secos

Semillas de chía: son un recurso nutricional formidable que brinda antioxidantes y propiedades antiinflamatorias gracias a sus ácidos grasos esenciales. Uno de los mayores beneficios de ingerir semillas de chía es que proporcionan un equilibrio adecuado de omega-6 y omega-3. Esta armonía puede contribuir a mitigar la inflamación, reducir la presión arterial y regular el colesterol, lo cual resulta sumamente beneficioso para la salud del corazón. Además, las semillas de chía ayudan a combatir el estrés oxidativo, y las personas que las incluyen regularmente en su dieta tienen un menor riesgo de sufrir aterosclerosis.

Semillas de lino (linaza): su riqueza en ácidos grasos insaturados, fitoestrógenos y fibra no tiene comparación con otros alimentos del reino vegetal. La linaza aporta ácidos grasos omega-6 y ácido oleico, y es la fuente vegetal más rica en ácidos grasos omega-3, superando incluso al pescado. Esto contribuye a mantener una buena circulación sanguínea, controlar el colesterol y obtener resultados efectivos en el tratamiento de la artritis y otros procesos inflamatorios. La fibra de la linaza, rica en mucílagos y pectinas, es muy poderosa para regular el tránsito intestinal y mejorar la flora intestinal. Además, esta fibra favorece la desintoxicación del organismo y alivia la carga del hígado. En cuanto a los fitoestrógenos, como los lignanos, ejercen una importante acción antioxidante.

Asimismo, las **semillas de calabaza y de girasol** contienen antioxidantes como la vitamina E, que reducen la inflamación, y magnesio, que es importante para numerosas funciones del organismo. Por último, las **semillas de sésamo** son una buena fuente de ácidos grasos monoinsaturados y poliinsaturados, que pueden ayudar a prevenir y disminuir la inflamación. Además, son abundantes en antioxidantes y lignanos.

En la dieta antiinflamatoria, también los **frutos secos** son una valiosa fuente de omega-3, proteínas y fibras esenciales, además de ser una excelente fuente de grasas saludables. Diversas investigaciones han demostrado los numerosos beneficios para la salud que aporta el consumo de nueces, incluyendo la reducción de la inflamación y el riesgo de enfermedades cardíacas. La mayoría de las grasas presentes en los frutos secos son monoinsaturadas, y también contienen omega-3, omega-6 y grasas poliinsaturadas, lo que las convierte en una fuente esencial para el adecuado funcionamiento del organismo. Además, los frutos secos son ricos en minerales y vitaminas como la vitamina E y el magnesio.

Almendras: el consumo de almendras como parte de una dieta baja en calorías mejora los niveles de colesterol, perjudicial para la salud del corazón, y ayuda a disminuir la presión arterial y perder peso. También se ha demostrado que reducen la inflamación, especialmente en personas con diabetes tipo 2. Además, mejoran la salud digestiva al promover el crecimiento de bacterias beneficiosas.

Pistachos: son un excelente complemento en la dieta antiinflamatoria debido a sus múltiples beneficios nutricionales. Contienen numerosos antioxidantes como la luteína, el betacaroteno y la vitamina E, que protegen al cuerpo del daño celular causado por los radicales libres. Aproximadamente el 90% de las grasas en los pistachos son insaturadas, incluyendo ácidos grasos monoinsaturados y poliinsaturados, conocidos como "grasas buenas", que ayudan a reducir el colesterol LDL (malo) y aumentar el colesterol HDL (bueno). Los pistachos son ricos en fibra, lo cual contribuye a mantener la salud digestiva, controlar el peso y reducir el riesgo de enfermedades crónicas. Además, son una buena fuente de proteínas, ya que contienen todos los aminoácidos esenciales, lo que los convierte en una excelente opción para personas que siguen una dieta vegetariana o vegana. Por último, contienen numerosos nutrientes con efectos antiinflamatorios, como la vitamina B6, la vitamina E y varios antioxidantes.

Nueces de nogal: Constituyen una fuente excepcional de ácido alfa-linolénico y ácidos grasos omega-3. Favorecen la mitigación de diversos factores de riesgo que desembocan en enfermedades cardíacas debido a su elevado contenido de ácido alfa-linolénico y otros nutrientes esenciales. Se ha observado en múltiples estudios que el consumo de nueces puede incentivar la disminución del colesterol LDL (malo) y del colesterol total, al mismo tiempo que incrementa los niveles de colesterol HDL (bueno). Igualmente, mejoran la presión arterial al facilitar el flujo adecuado de sangre a través de las arterias hacia todo el sistema circulatorio, y contribuyen a la reducción de la inflamación crónica. El consumo de nueces ha demostrado ofrecer posibles beneficios para la salud cerebral.

Las nueces de la India: También conocidas como anacardos, son muy nutritivas y una excelente adición a una dieta antiinflamatoria. Son una fuente rica en antioxidantes que protegen el cuerpo de los daños provocados por los radicales libres. Los antioxidantes en los anacardos incluyen vitamina E, vitamina K y varios minerales como magnesio, cobre, manganeso y zinc. Contienen varios compuestos que pueden tener efectos antiinflamatorios, ácidos grasos omega-3 y flavonoides. Los anacardos contienen grasas monoinsaturadas y poliinsaturadas conocidas por su capacidad para reducir los niveles de colesterol malo (LDL) y aumentar los niveles de colesterol bueno

(HDL). Esto puede reducir el riesgo de enfermedades del corazón. Son una buena fuente de fibra para mantener la salud digestiva, controlar el apetito y reducir el riesgo de varias enfermedades crónicas, además de ser ricos en proteína vegetal, que es esencial para la reparación y el crecimiento de los tejidos del cuerpo.

Verduras

Las verduras de hoja verde son un componente esencial de una dieta antiinflamatoria debido a su densidad nutricional y contenido de compuestos beneficiosos. Son muy ricas en antioxidantes, como las vitaminas A, C, E y K, y muchos compuestos bioactivos que protegen las células del cuerpo del daño oxidativo, una causa común de inflamación. Además, son muy recomendables para regular el sistema digestivo al reducir la inflamación en el tracto gastrointestinal.

Las verduras de hoja verde son ricas en fitonutrientes, como los flavonoides, que tienen propiedades antiinflamatorias y disminuyen el riesgo de enfermedades crónicas. También son bajas en calorías, pero altas en nutrientes, lo que las hace ideales para una dieta equilibrada.

Por todas estas razones, las verduras de hoja verde son un componente poderoso en una dieta diseñada para reducir la inflamación y promover la salud general. Algunos ejemplos y sus propiedades nutricionales que las hacen valiosas en una dieta antiinflamatoria son:

Espinacas: las espinacas son ricas en vitamina K, vitamina A, vitamina C y folato, así como en minerales como el manganeso y el hierro. Contienen compuestos que pueden reducir la inflamación y la oxidación.

Kale (col rizada): esta verdura es muy abundante en vitaminas A, C y K, en minerales como el cobre, el potasio, el hierro y el fósforo. Contiene antioxidantes potentes como la quercetina y el kaempferol.

Acelga: la acelga es fuente de vitamina K, vitamina A, vitamina C, magnesio, potasio y hierro. También contiene antioxidantes como la beta-caroteno y los flavonoides.

Lechuga romana: abundante en vitamina A, vitamina K y folato, así como en minerales como el manganeso y el potasio.

Perejil: excelente fuente de vitamina K y vitamina C, así como de flavonoides y otros compuestos antioxidantes.

Berros: contienen una gran cantidad de vitamina K, así como vitamina C, vitamina A, calcio, manganeso y son ricos en antioxidantes.

Con el consumo regular de estas verduras de hoja verde, puedes beneficiarte de su poder antiinflamatorio y mejorar tu salud en general.

La cebolla: es una de las hortalizas (bulbo) más comúnmente cultivadas y consumidas en todo el mundo. Es una fuente de vitamina C, flavonoides y compuestos de azufre. Además, tiene propiedades diuréticas, antioxidantes, antiinflamatorias, cardioprotectoras, antisépticas y digestivas. Es un alimento ligero y depurativo, dos características fundamentales en una dieta antiinflamatoria. Destaca por sus propiedades prebióticas, ya que contiene compuestos que estimulan el crecimiento de las bacterias beneficiosas del intestino, mientras inhibe el desarrollo de las bacterias patógenas. La cebolla también es rica en quercetina, un flavonoide que controla el daño oxidativo y tiene efectos antiinflamatorios.

El pimiento: también conocido como morrón, es excepcionalmente rico en vitamina C, la cual es necesaria para el metabolismo de la fenilalanina, un aminoácido esencial que contribuye a disminuir los dolores crónicos y otros síntomas como la hinchazón y el rubor. Además, su contenido antioxidante se potencia con la vitamina A presente en los pimientos maduros, gracias a los carotenoides, que ayudan a reducir la inflamación.

El rábano: destaca por su contenido en vitamina C y ácido fólico, siendo imprescindible en dietas ligeras debido a su riqueza en fibra y bajo aporte calórico. Tiene excelentes resultados en el tratamiento de trastornos inflamatorios de las vías respiratorias y para aliviar dolores articulares. También posee un efecto diurético gracias a su alto contenido de potasio, lo que facilita la eliminación de líquidos y edemas, además de ayudar a mantener la sangre limpia. Contiene peroxidasa, una enzima que actúa en la defensa del organismo, neutralizando sustancias tóxicas y reduciendo la alerta del sistema inmunológico. La variedad del rábano negro, rico en azufre, es especialmente beneficioso para problemas biliares y actúa como un bálsamo para el hígado.

En cuanto al **cacao**, gracias a su contenido graso, es una fuente significativa de vitaminas liposolubles como la vitamina D, la vitamina A y la vitamina E. Esta última, un antioxidante potente, también contribuye a mantener una buena circulación sanguínea. El cacao aporta vitaminas del grupo B, como la tiamina y la riboflavina. Sus componentes sólidos son una excelente fuente de taninos y compuestos fenólicos, los cuales tienen la capacidad de neutralizar el efecto inflamatorio causado por los radicales libres. Diversos estudios indican que el consumo moderado y continuo de cacao de alta calidad o chocolate negro puede disminuir los niveles de proteína C reactiva (PCR) en la sangre, lo que respalda la idea de que disfrutar de una taza caliente de chocolate no solo es reconfortante, sino que también puede tener un efecto importante en la reducción de la inflamación.

Aceite de oliva: El aceite de oliva virgen, que se obtiene únicamente a través de un proceso de prensado mecánico a bajas temperaturas, es un producto natural que conserva todas las propiedades biológicas originales de la aceituna. En el aceite de oliva virgen extra se encuentra el oleocantal, un compuesto activo que ofrece un efecto antiinflamatorio similar al popular medicamento ibuprofeno. Este componente natural actúa impidiendo el funcionamiento de una enzima conocida como COX, responsable de producir sustancias que generan dolor e inflamación. Su capacidad para combatir la inflamación se debe también al contenido de vitaminas A y E, así como a sus compuestos fenólicos y, por supuesto, a la composición de sus grasas, principalmente el ácido oleico. Este último no solo previene la agregación de plaquetas, sino que también reduce los niveles de glucosa en sangre.

Estas verduras mencionadas son solo algunas de los componentes de la dieta antiinflamatoria. Existen otros igualmente relevantes en esta lista, como el bulbo de hinojo, la granada, la papaya, los berros, la algarroba y las algas. Sin olvidar, por supuesto, el agua. Su importancia es crucial para nuestra condición física y psicológica, ya que de ella dependen funciones vitales como la digestión, la circulación y la excreción.

Pescados grasos.

Los pescados ricos en grasa se destacan por ser una magnífica fuente de proteínas, especialmente debido a su contenido de ácidos grasos omega-3 de cadena larga. Aunque todos los pescados contienen cierta cantidad de ácidos grasos omega-3, aquellos con alto contenido graso son las fuentes más destacadas.

El **salmón**, en particular, ocupa el primer lugar entre los pescados grasos, ya que proporciona una excelente cantidad de ácidos grasos esenciales, incluyendo el omega-3, que el organismo necesita para funcionar correctamente. Los omega-3 son conocidos por sus potentes propiedades antiinflamatorias, las cuales han demostrado ser de gran ayuda para aliviar la inflamación crónica y reducir la dependencia de medicamentos antiinflamatorios. Las investigaciones revelan que estos ácidos grasos pueden disminuir el riesgo de enfermedades como el cáncer, las enfermedades cardíacas y la artritis. Además, favorecen la mejora de la capacidad cognitiva y el comportamiento, ya que se encuentran en grandes cantidades en el cerebro.

En cuanto a las **sardinas**, a pesar de su pequeño tamaño, están repletas de nutrientes beneficiosos que contribuyen a la prevención de una variedad de problemas de salud. Uno de los elementos más esenciales que aportan es el omega-3, que ayuda a prevenir enfermedades cardíacas gracias a su efecto antiinflamatorio. Se reconoce que el omega-3 contribuye a la reducción de la presión arterial y al riesgo de coágulos en la sangre. Las sardinas también son una excelente fuente de vitaminas que apoyan el sistema cardiovascular y proporcionan energía al cuerpo. Por último, aportan una cantidad significativa de vitamina D, que es vital para la salud ósea.

Tés

Té verde: Los tés verde, blanco y negro contienen polifenoles, compuestos derivados de las plantas que potencian el sistema inmunológico y contrarrestan la inflamación que causa enfermedades. Sin embargo, el té verde es el que tiene una mayor concentración de polifenoles. No solo puede combatir los trastornos de hipertensión e inflamación, sino que también es un importante auxiliar en la enfermedad de Crohn, ciertos tipos de cáncer y enfermedades intestinales.

Té de cereza ácida: Estimula la reducción de la inflamación crónica y la hipertensión al controlar las vías inflamatorias y reducir la presión que ejerce el corazón al bombear la sangre por las arterias.

Té de piña: La bromelina es una mezcla de enzimas digestivas que se encuentra en altas concentraciones en la piña, especialmente en el tallo de la planta. Se utiliza como suplemento dietético debido a sus numerosos beneficios para la salud. La bromelina es conocida por sus propiedades antiinflamatorias y se ingiere para tratar afecciones que implican hinchazón o inflamación, como la sinusitis, la osteoartritis, las lesiones deportivas y para ayudar a la digestión. Además de sus propiedades antiinflamatorias, se ha demostrado que tiene efectos anticoagulantes y antitrombóticos, lo que puede ayudar a prevenir la formación de coágulos de sangre.

Té diente de león: Hecho a partir de las hojas o la raíz de la planta, tiene diversos beneficios para la salud. Es un diurético natural que facilita la eliminación de líquidos del cuerpo, beneficioso para la salud del tracto urinario y del hígado. Además, ayuda a este órgano a deshacerse de las toxinas y mejora su función. Contribuye a tener una buena digestión y alivia los problemas menores del estómago, como la hinchazón y los gases. El diente de león contiene compuestos con propiedades antioxidantes que protegen las células del cuerpo del daño de los radicales libres y propiedades antiinflamatorias. Algunas investigaciones indican que regula los niveles de azúcar en la sangre, aunque se necesita más investigación en esta área.

5

Condimentos y especias saludables

La alimentación desempeña un papel crucial en la salud y el bienestar. Un aspecto particularmente fascinante de la nutrición es el uso de condimentos y especias, que no solo realzan el sabor y el aroma de los platos, sino que también poseen una serie de beneficios sorprendentes. Entre ellos, muchos tienen propiedades antiinflamatorias notables, lo cual es esencial para la prevención y el manejo de diversas enfermedades crónicas.

Las especias y condimentos antiinflamatorios han sido utilizados desde tiempos ancestrales en diversas culturas y tradiciones culinarias alrededor del mundo. La cúrcuma en la India, el jengibre en China y el orégano en el Mediterráneo, son ejemplos de aromáticos y exóticos ingredientes que contribuyen a mantener un estado de salud óptimo. En esta sección, presentaremos algunos de estos maravillosos condimentos y especias, así como su papel en una dieta saludable.

El **ajo**, considerado por los médicos a lo largo de la historia como un recurso valioso, posee una impresionante variedad de propiedades y se ha convertido en una solución universal para múltiples problemas. Tanto los expertos en plantas medicinales como los profesionales de la naturopatía lo consideran un remedio excelente, además de ser un excepcional aderezo culinario apreciado por los chefs.

Numerosos estudios científicos han validado con precisión las cualidades atribuidas al ajo desde hace siglos. Se ha demostrado científicamente su capacidad germicida, circulatoria, anticancerígena, neuroprotectora y antienvejecimiento. El ajo es una excelente fuente de selenio y proporciona vitaminas A, B1, B2, C, así como aminoácidos sulfurados como la cisteína y la metionina. Además, contiene múltiples componentes con efectos antibióticos y anticoagulantes.

Es importante destacar los múltiples beneficios del ajo en la dieta y su potencial impacto positivo en la salud. Aprovechar sus propiedades y disfrutar de su sabor es una excelente manera de mejorar nuestra alimentación y promover un estilo de vida saludable.

Se caracteriza por su vasta gama de propiedades antiinflamatorias, las cuales se atribuyen a múltiples factores. Estos incluyen su habilidad para purificar la sangre, eliminando toxinas, mejorar la salud de la microbiota intestinal y su riqueza en componentes que pueden contrarrestar el daño causado por los radicales libres. Además, el ajo es rico en germanio, lo que ayuda a que el cuerpo absorba la vitamina B1 y contribuya a disminuir el cansancio. Pero lo más notable es su contenido de metionina, un aminoácido esencial que tiene la habilidad de controlar los niveles de histamina en el cuerpo. La histamina es una molécula que el organismo produce en respuesta a una reacción alérgica y, aunque cumple varias funciones esenciales como la dilatación de los vasos sanguíneos y la protección contra infecciones, demasiada histamina puede causar síntomas alérgicos.

En el contexto de una dieta antiinflamatoria, el ajo es un excelente aliado. Sus compuestos de azufre se han relacionado con la reducción de la inflamación y el estrés oxidativo. Específicamente, contiene una sustancia llamada alicina, que se libera cuando se machaca o mastica el ajo. La alicina tiene fuertes propiedades antiinflamatorias y puede ayudar a combatir enfermedades crónicas del corazón, el cáncer y trastornos neurológicos.

Un dato importante a tener en cuenta es que la mayoría de sus principios activos se destruyen a más de 45º C. Si bien no todas sus propiedades se eliminan, es preferible consumirlo crudo para aprovechar todo su potencial terapéutico.

Azafrán: es una especia muy valorada no solo por su sabor y aroma distintivos, sino también por sus potenciales beneficios para la salud. Sus compuestos bioactivos, la crocina y el safranal, tienen propiedades antiinflamatorias y antioxidantes. Estos compuestos pueden ayudar a reducir la inflamación y el estrés oxidativo en el cuerpo, factores clave en muchas enfermedades crónicas, incluyendo las enfermedades del corazón y el cáncer.

Canela: una especia milenaria rica en antioxidantes que protegen el cuerpo contra los radicales libres y propiedades antiinflamatorias que ayudan a reducir el riesgo de enfermedades del corazón. Estas propiedades antiinflamatorias de la canela se deben a la presencia de compuestos como los cinamaldehídos, que inhiben la inflamación al bloquear la liberación de sustancias que la provocan. Por lo tanto, puede ser útil en la prevención y manejo de condiciones inflamatorias crónicas como la artritis y el asma. Algunos estudios han demostrado que mejora la sensibilidad a la insulina y ayuda a mantener estables los niveles de azúcar en la sangre, lo cual es especialmente útil para las personas con diabetes tipo 2.

Clavo de olor: especia con una concentración excepcional de moléculas aromáticas, rica en nutrientes y compuestos bioactivos, alto contenido en ácidos grasos omega 3, magnesio, vitaminas del grupo B, calcio y fuente de antioxidantes. Su propiedad antiinflamatoria proviene en gran parte de un compuesto llamado eugenol, que se usa a menudo en odontología para tratar los dolores de encías y prevenir infecciones. Esta sustancia, cuando actúa en combinación con el cariofileno, presente también en esta misma especia, junto con las propiedades antioxidantes de sus flavonoides, es muy efectiva contra la inflamación crónica.

Cúrcuma: es un antiquísimo remedio ampliamente empleado en la medicina ayurvédica para tratar problemas hepáticos, curar la diarrea o aliviar el dolor artrítico y reumático. Es una especia ampliamente reconocida por sus potentes propiedades antiinflamatorias, principalmente atribuidas a un compuesto activo llamado curcumina. La curcumina tiene la capacidad de inhibir moléculas en el cuerpo que desempeñan un papel importante en la inflamación, lo que la convierte en un componente valioso en el tratamiento de condiciones inflamatorias crónicas como la artritis, el asma, las enfermedades cardiovasculares y el cáncer. Además, no solo ayuda a combatir la inflamación, sino que también actúa como un potente antioxidante, protegiendo las células del daño causado por los radicales libres, lo cual puede ayudar a prevenir una serie de enfermedades crónicas.

Sin embargo, hay algo importante que debemos considerar: la curcumina por sí sola se absorbe mal en el torrente sanguíneo. Sin embargo, cuando se consume junto con pimienta negra, que contiene piperina, su absorción puede aumentar hasta en un 2000%. Por lo tanto, una forma efectiva de consumir cúrcuma puede ser a través de la "cúrcuma dorada" o "leche de cúrcuma", una bebida que combina cúrcuma con pimienta negra y otros ingredientes saludables como leche de almendras y miel.

La **espirulina** es una microalga verdeazulada que se ha vuelto increíblemente popular debido a su perfil nutricional excepcionalmente denso y sus potenciales beneficios. Se encuentra comúnmente en forma de polvo o tabletas como suplemento dietético. La espirulina es extremadamente rica en proteínas y contiene todos los aminoácidos esenciales, lo que la convierte en una fuente de proteína completa. También es una gran fuente de vitaminas del grupo B, vitamina E y vitamina K, así como minerales como hierro, magnesio y manganeso. Se reconoce por sus beneficios antiinflamatorios, gracias a la presencia de un componente llamado ficocianina, un potente antioxidante y antiinflamatorio. La ficocianina combate los radicales libres e inhibe la producción de moléculas inflamatorias en el cuerpo, brindando propiedades antioxidantes y antiinflamatorias.

Además de estas propiedades, la espirulina ha demostrado tener una variedad de beneficios para la salud, incluyendo el apoyo al sistema inmunológico, la mejora de la salud intestinal, la reducción de los niveles de colesterol, el control de la diabetes, la artritis y la protección contra las alergias.

El **jengibre** ha sido utilizado en la medicina tradicional china desde tiempos inmemoriales para generar calor interno, tratar la gastritis crónica y la dispepsia, y favorecer la digestión y los procesos intestinales. Es una especia rica en fibra y vitamina B3, lo que contribuye a reducir los niveles de colesterol en la sangre, y contiene minerales como calcio, hierro y magnesio.

El jengibre contiene compuestos bioactivos como gingerol y shogaol, que han demostrado tener potentes propiedades antiinflamatorias y antioxidantes. Estos compuestos pueden inhibir la producción de citoquinas proinflamatorias, que son proteínas que promueven la inflamación. En el contexto de la artritis, una condición caracterizada por la inflamación dolorosa de las articulaciones, el jengibre puede ser particularmente útil. Algunos estudios han demostrado que el consumo de jengibre puede reducir la inflamación y el dolor en personas con osteoartritis y artritis reumatoide.

Pimienta de cayena: reconocida por su sabor picante, también tiene múltiples beneficios para la salud, incluyendo propiedades antiinflamatorias. Su ingrediente activo es la capsaicina, que ha sido demostrado científicamente que reduce la inflamación. La capsaicina actúa en el cuerpo bloqueando la sustancia llamada "sustancia P", la cual transmite las señales de dolor al cerebro. Al bloquearla, la capsaicina puede ayudar a aliviar el dolor y la hinchazón. Además, algunos estudios sugieren que la capsaicina puede tener un impacto positivo en los problemas de salud metabólica, como la obesidad, lo cual es relevante ya que esta se asocia a menudo con la inflamación crónica.

Pimienta negra: además de ser una especia muy utilizada para dar sabor a los alimentos, tiene propiedades antiinflamatorias. Su componente activo es la piperina, la cual ha demostrado tener un efecto antiinflamatorio en diversas investigaciones. La piperina interfiere con la señalización de las citocinas proinflamatorias, que son proteínas que promueven la inflamación. Esta sustancia parece suprimir la respuesta inflamatoria de los macrófagos, que son un tipo de células del sistema inmunológico.

La pimienta negra tiene un beneficio adicional cuando se trata de la absorción de nutrientes. La piperina puede aumentar la biodisponibilidad de otros compuestos, lo que significa que ayuda al cuerpo a absorber de manera más eficiente otras sustancias beneficiosas. Un ejemplo es la curcumina, el componente activo de la cúrcuma, cuya absorción se mejora significativamente en presencia de la piperina. Por lo tanto, la pimienta negra no solo puede tener propiedades antiinflamatorias por sí misma, sino que también puede ayudar a maximizar los beneficios de otros alimentos y suplementos en una dieta antiinflamatoria.

Romero: es una hierba muy valorada tanto en la cocina como en la medicina tradicional debido a sus numerosos beneficios, que incluyen propiedades antiinflamatorias. El romero es rico en antioxidantes, en particular en ácido rosmarínico y carnosol, los cuales tienen potentes propiedades antiinflamatorias y ayudan a neutralizar los radicales libres.

En estudios de laboratorio, el ácido rosmarínico ha demostrado inhibir la actividad de diversas enzimas que provocan la inflamación. Además, el carnosol tiene un efecto inhibitorio en una vía inflamatoria en particular, conocida como la vía de NF-kappaB, lo que puede explicar parte de su acción antiinflamatoria. Asimismo, el romero puede ayudar a mejorar la digestión, aumentar la memoria, la concentración y posee propiedades antimicrobianas.

La **salvia**, por su parte, es reconocida por sus propiedades antiinflamatorias. Su contenido de compuestos como el ácido rosmarínico contribuye a la reducción de la inflamación. Además, los flavonoides y fenoles que contiene pueden inhibir la liberación de ciertas sustancias inflamatorias en el cuerpo.

Además, la salvia destaca por su capacidad para mejorar la función cerebral y la memoria. Algunas investigaciones sugieren que contribuye a mejorar la concentración, la memoria y es útil en el tratamiento de enfermedades degenerativas como el Alzheimer. Otras propiedades incluyen su capacidad para mejorar la salud del sistema digestivo, su efecto antioxidante, su papel en la salud de la piel y su capacidad para ayudar a regular el azúcar en sangre, lo cual podría ser beneficioso para personas con diabetes.

Estos exquisitos condimentos representan solo una fracción de una larga lista que puede enriquecer nuestras recetas con nutrientes como vitaminas, fitoestrógenos, carotenoides y antioxidantes beneficiosos. Pero hay más, como la **nuez moscada**, que la sabiduría tradicional utiliza de manera tópica para tratar moretones y que es efectiva contra la inflamación en general, el **pimiento picante** por su contenido de capsaicina, que le proporciona su sabor ardiente característico, el **cardamomo**, muy apreciado en la medicina ayurvédica y componente esencial del famoso té de los yoguis, el **comino negro**, un condimento antioxidante muy popular en el norte de África, y sería imperdonable pasar por alto el **limón**, que además de sus numerosas propiedades, es también un potente antiinflamatorio.

6

Alimentos que hay que evitar

En el viaje hacia un estilo de vida más saludable, un elemento clave es comprender cómo ciertos alimentos pueden afectar el organismo. Aunque muchos poseen propiedades nutritivas y beneficiosas, otros pueden tener efectos menos deseables, generando respuestas inflamatorias que, a largo plazo, pueden contribuir a diversas condiciones de salud. En este apartado abordaremos algunos alimentos inflamatorios que es preferible evitar o limitar en una dieta antiinflamatoria.

La alimentación inflamatoria no solo puede provocar una respuesta adversa inmediata en el organismo, sino que su consumo continuado puede ser un factor de riesgo para enfermedades crónicas como la diabetes, enfermedades cardiovasculares y la artritis, entre otras.

Los alimentos procesados son aquellos que han sido alterados de su estado natural mediante la adición de ingredientes, la modificación de su textura o la prolongación de su vida útil. Se pueden identificar fácilmente, ya que suelen venir empaquetados y contienen una lista de ingredientes que, muchas veces, incluyen aditivos artificiales, conservadores y otros componentes químicos.

Uno de los principales problemas de los alimentos procesados es que a menudo contienen altas cantidades de azúcares añadidos, sal y grasas trans, que pueden llevar a la inflamación crónica cuando se consumen en exceso. Por ejemplo, los azúcares añadidos pueden provocar picos de azúcar en la sangre, lo que a su vez puede desencadenar una respuesta inflamatoria. Por otro lado, el exceso de sal puede causar retención de agua y elevar la presión arterial, contribuyendo a la inflamación.

Además, estos alimentos también suelen ser bajos en nutrientes esenciales y fibra, elementos fundamentales para la salud general y para mantener a raya la inflamación. En lugar de proporcionar al cuerpo las vitaminas, minerales y fitoquímicos que necesita para funcionar correctamente, los alimentos procesados a menudo solo aportan calorías vacías.

Gluten: las proteínas que se encuentran en granos como el trigo, la cebada y el centeno son irritantes intestinales, y el término "gluten" abarca estas proteínas en general. La inflamación más conocida vinculada a estas proteínas es la enfermedad celíaca y la sensibilidad al gluten no celíaca.

La enfermedad celíaca es una enfermedad autoinmune que provoca daño en el intestino delgado. La inflamación y el daño son provocados por una respuesta inmunitaria exagerada al gluten, lo cual lleva al cuerpo a atacar las vellosidades del intestino delgado. Estas vellosidades son fundamentales para la absorción de nutrientes, y su daño puede llevar a malabsorción, desnutrición y una amplia gama de síntomas gastrointestinales y no gastrointestinales.

Por otro lado, la sensibilidad al gluten no celíaca, también conocida como intolerancia al gluten, es una condición en la que se experimentan síntomas similares a los de la enfermedad celíaca, pero las pruebas para esta enfermedad y las alergias al trigo son negativas. Los síntomas pueden incluir dolor abdominal, hinchazón, diarrea, estreñimiento, dolores de cabeza, niebla cerebral y fatiga. La única manera de manejar ambas condiciones actualmente es a través de una dieta estricta libre de gluten.

Trigo: además de los riesgos que presenta por el gluten, tiene otro causado por los inhibidores de la amilasa tripsina (ATI). Los ATI son una familia de proteínas que, aunque constituyen una pequeña fracción del total de proteínas que contiene el trigo, se ha demostrado que impactan negativamente en la salud.

Los ATI pueden interferir con la función de la amilasa y la tripsina, enzimas digestivas importantes en el estómago y el intestino delgado, lo que contribuye a otro problema llamado permeabilidad intestinal o síndrome del intestino permeable. Esto permite que sustancias potencialmente dañinas, como bacterias y toxinas, así como partículas de alimentos no digeridos completamente, pasen desde el intestino al torrente sanguíneo. El síndrome del intestino permeable se ha asociado con una serie de problemas de salud, incluyendo enfermedades autoinmunes, trastornos del estado de ánimo, fatiga crónica, alergias alimentarias, ciertas enfermedades de la piel y sobrepeso.

Carbohidratos refinados: se encuentran en alimentos procesados, como el pan blanco, la pasta blanca, los dulces, los refrescos y otros productos horneados con harina blanca. Estos alimentos han pasado por un proceso que elimina gran parte de su fibra y nutrientes naturales, lo cual genera efectos negativos, como el aumento del azúcar en la sangre, la resistencia a la insulina, la inflamación, el sobrepeso y la obesidad, así como la alteración del microbioma intestinal, es decir, el equilibrio de bacterias en el intestino.

Por estos motivos, muchos expertos en salud recomiendan limitar el consumo de carbohidratos refinados y optar por carbohidratos complejos sin refinar, como los que se encuentran en los granos enteros, las frutas y las verduras. Estos alimentos son ricos en fibra y nutrientes, se descomponen más lentamente en el cuerpo, lo que ayuda a regular los niveles de azúcar y a mantener la sensación de saciedad.

Lácteos: pueden ser un tema controvertido cuando se trata de dietas antiinflamatorias, en parte debido a que la respuesta a estos puede variar ampliamente. Para las personas con intolerancia a la lactosa o alergia a la leche, los productos lácteos pueden provocar una respuesta inflamatoria. Esto se debe a que su sistema inmunológico los percibe erróneamente o las proteínas de la leche se consideran una amenaza y desencadenan una respuesta inflamatoria. Esto es especialmente cierto para los productos lácteos de baja calidad o altamente procesados. Por otro lado, algunos otros productos lácteos, como el yogur y el kéfir, pueden tener propiedades antiinflamatorias debido a su contenido en probióticos.

Azúcar: es uno de los principales culpables cuando se trata de alimentos inflamatorios y es recomendable limitarlo en cualquier dieta saludable, especialmente una dieta antiinflamatoria. Provoca un aumento de los niveles de azúcar en la sangre, lo que puede llevar a una respuesta inflamatoria general. En particular, los azúcares añadidos, que se encuentran en los alimentos y bebidas procesados, son los más problemáticos. Estos incluyen el jarabe de maíz con alto contenido de fructosa, la sacarosa y otros azúcares refinados.

El consumo excesivo de azúcar provoca resistencia a la insulina, una condición que puede provocar inflamación y es un factor de riesgo para enfermedades como la diabetes tipo 2 y las enfermedades del corazón. Además, contribuye a la obesidad, que es en sí misma un estado inflamatorio. Asimismo, tiene un impacto negativo en la salud intestinal al alterar el equilibrio de bacterias, lo que causa inflamación crónica.

Carne: especialmente la carne roja y procesada puede ser perjudicial en una dieta antiinflamatoria por varias razones. En primer lugar, suelen ser altas en grasas saturadas y contienen aditivos y conservantes que pueden aumentar la inflamación. En segundo lugar, muchas carnes, especialmente las criadas de manera convencional, pueden contener antibióticos y hormonas, las cuales alteran la microbiota intestinal. En tercer lugar, las carnes que no provienen de animales alimentados con pasto pueden tener un equilibrio menos saludable de ácidos grasos, con niveles elevados de omega-6 inflamatorios y bajos de ácidos grasos omega-3 antiinflamatorios.

Por último, cuando la carne se cocina a altas temperaturas pueden formarse compuestos inflamatorios, como las aminas heterocíclicas y los hidrocarburos aromáticos policíclicos, que provocan inflamación y están asociados con un mayor riesgo de ciertos tipos de cáncer. Estas razones hacen que la carne pueda no ser la opción más saludable para una dieta antiinflamatoria. No obstante, también puede formar parte de una dieta saludable si se elige carne de animales alimentados con pasto, se limita la cantidad y se cocina a temperaturas más bajas.

Bebidas alcohólicas y refrescos: El alcohol tiene efectos negativos que pueden contribuir a la inflamación y a una variedad de problemas de salud si se consume en exceso. Entre ellos se encuentra la inflamación del hígado, conocida como hepatitis alcohólica. Esta condición causa daño a largo plazo y puede conducir a enfermedades más graves como la cirrosis y el cáncer de hígado. Además, el alcohol afecta la forma en que funciona el sistema inmunológico, aumentando la inflamación y siendo especialmente perjudicial para las personas que ya tienen condiciones inflamatorias o autoinmunes. Asimismo, el consumo excesivo de bebidas alcohólicas puede dañar las células del revestimiento intestinal, lo que facilita el paso de bacterias y toxinas al torrente sanguíneo, aumentando la permeabilidad intestinal. Esto a su vez puede desequilibrar la flora bacteriana del intestino, provocando mayor inflamación y perjudicando su buen funcionamiento. Por último, las bebidas alcohólicas suelen contener una cantidad significativa de azúcar, lo que eleva los niveles de azúcar en la sangre y, por consiguiente, la inflamación.

Sin embargo, el consumo de alcohol en cantidades moderadas,

especialmente de ciertos tipos como el vino tinto, puede tener beneficios para la salud que podrían complementar una dieta antiinflamatoria. Algunos de estos beneficios son:

• Antioxidantes, como el resveratrol y los flavonoides, que protegen las células contra los radicales libres. Algunas investigaciones sugieren que el consumo moderado de vino tinto puede ayudar a proteger contra enfermedades del corazón. Esto se debe a que sus antioxidantes pueden prevenir la oxidación del colesterol LDL (malo), lo que reduce el riesgo de enfermedad coronaria.

• Otros estudios han mostrado que el vino tinto puede contribuir a una microbiota intestinal saludable, la cual desempeña un papel importante en la salud general y la inflamación. Se cree que los polifenoles presentes en esta bebida tienen efectos prebióticos beneficiosos para las bacterias intestinales saludables.

Es importante mencionar que estos beneficios están asociados con un consumo moderado de vino tinto, que generalmente se define como no más de una copa al día para las mujeres y no más de dos copas al día para los hombres. También es crucial tener en cuenta que el vino tinto contiene alcohol y calorías, por lo que no es apropiado para todos. Siempre es aconsejable consultar a un profesional de la salud antes de hacer cambios en la dieta o en la rutina de consumo de alcohol.

En cuanto a las bebidas gaseosas, un problema actual, especialmente las variedades azucaradas, generalmente no se recomiendan en una dieta antiinflamatoria por varias razones:

1. Alto contenido de azúcar: las bebidas gaseosas a menudo contienen una gran cantidad de azúcar añadida que puede provocar inflamación crónica, ya que aumenta los niveles de insulina y puede causar estrés oxidativo.

2. Calorías vacías: estas bebidas proporcionan "calorías vacías", es decir, aportan energía, pero tienen poco o ningún valor nutricional. No

contienen vitaminas, minerales u otros nutrientes beneficiosos que podrían contribuir a una dieta antiinflamatoria.

3. Asociación con enfermedades crónicas: el consumo elevado de bebidas gaseosas se ha asociado con un mayor riesgo de enfermedades crónicas, como la obesidad, la diabetes tipo 2 y las enfermedades cardíacas, todas relacionadas con la inflamación crónica.

4. Edulcorantes artificiales: incluso las bebidas gaseosas dietéticas o "sin azúcar" pueden no ser una buena opción, ya que suelen contener edulcorantes artificiales. Estudios científicos sugieren que estos edulcorantes pueden tener efectos negativos en la microbiota intestinal y potencialmente contribuir a la inflamación.

En lugar de los refrescos o las gaseosas, se recomienda optar por agua, té sin azúcar o infusiones de hierbas, que son opciones más saludables y pueden ayudar a reducir la inflamación en lugar de aumentarla.

_______7_______

Cómo consumir los alimentos

En una dieta antiinflamatoria, la forma en que se preparan y consumen los alimentos puede ser tan importante como los propios alimentos. Algunas técnicas de cocción y preparación conservan los nutrientes y reducen la inflamación, mientras que otras pueden aumentar su potencial inflamatorio. A continuación, te presentamos algunos consejos:

• Alimentos crudos: Las frutas y verduras crudas son una excelente fuente de fibra, vitaminas, minerales y antioxidantes, que ayudan a reducir la inflamación. Consumirlos en su estado crudo contribuye a mantener intactos estos nutrientes esenciales y enzimas. Por ejemplo, manzanas, zanahorias, pepinos, bayas y verduras de hoja verde. Recuerda lavarlos muy bien antes de consumirlos para eliminar cualquier bacteria o pesticida que puedan contener.

• Al vapor o hervidos: El vapor o la cocción al hervir son métodos suaves que ayudan a preservar los nutrientes de los alimentos. Son especialmente útiles para cocinar verduras como el brócoli, la coliflor y las espinacas. La clave está en evitar la sobre cocción.

• Asados o a la parrilla: Asar o cocinar a la parrilla puede ser una forma saludable de preparar carnes y pescados. Sin embargo, es importante evitar quemarlos, ya que la carbonización puede generar compuestos inflamatorios. Además, al utilizar este método de cocción, es aconsejable optar por carnes magras y pescados ricos en ácidos grasos omega-3, que poseen propiedades antiinflamatorias.

• Evitar las frituras: Las frituras pueden aumentar significativamente el contenido de grasa no saludable de los alimentos y promover la inflamación. Además, la alta temperatura utilizada en la fritura puede dar lugar a la formación de compuestos inflamatorios y dañinos.

• Condimentos naturales: En lugar de utilizar salsas preparadas que pueden contener ingredientes inflamatorios como el azúcar añadido y los aditivos, es mejor optar por especias y hierbas naturales. Estos no solo aportan un sabor único a los alimentos, sino que muchas especias y hierbas también tienen propiedades antiinflamatorias.

• Métodos de cocción lenta: Los métodos de cocción lenta, como cocinar a baja temperatura en el horno o en una olla, preservan los nutrientes de los alimentos y reducen la formación de compuestos inflamatorios.

Recuerda que al adoptar estas técnicas de preparación y cocción de alimentos, estarás potenciando los beneficios de una dieta antiinflamatoria y promoviendo una vida más saludable. ¡Disfruta de los alimentos y cuida de tu bienestar!

ANOTACIONES PERSONALES:

ANOTACIONES PERSONALES:

www.ingramcontent.com/pod-product-compliance
Lightning Source LLC
Chambersburg PA
CBHW061933270726
48660CB00007BA/2709